AF401560

# RAPPORT

## MÉDICO-CHIRURGICAL

### Par le Docteur A. COMPÉRAT,

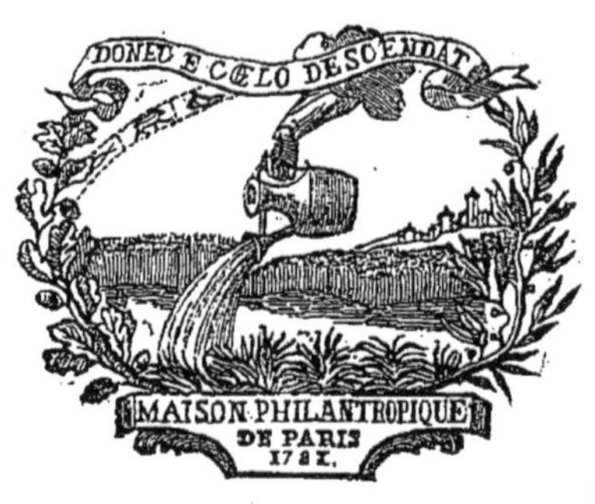


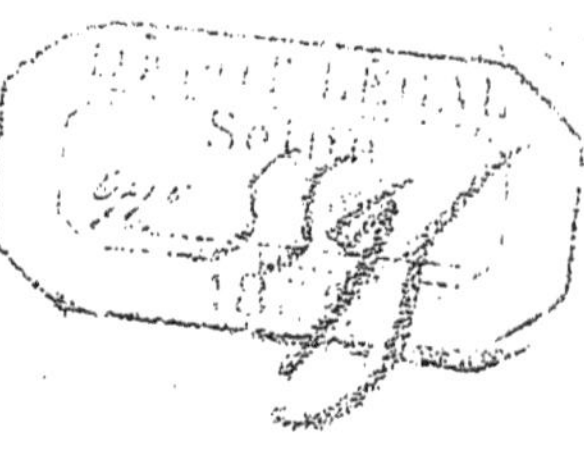

# RAPPORT

SUR LA

## PRATIQUE MÉDICO-CHIRURGICALE

ET LE MOUVEMENT DES

## DISPENSAIRES DE PARIS

pendant l'année 1851,

Présenté au nom de MM. les Médecins et Chirurgiens des Dispensaires,

## A LA SOCIÉTÉ PHILANTROPIQUE

Dans sa séance générale tenue le 25 avril 1852, sous la présidence
DE M. LE DUC DE LAROCHEFOUCAULT,

### Par M. Alfred COMPÉRAT,

DOCTEUR EN MÉDECINE DE LA FACULTÉ DE PARIS, MÉDECIN TITULAIRE DU
6e DISPENSAIRE, MÉDECIN DE LA CRÈCHE DE LA MADELEINE, CHIRUR-
GIEN AIDE-MAJOR DU 1er BATAILLON, ARCHIVISTE DE LA SOCIÉTÉ
MÉDICO-PRATIQUE DE PARIS, MEMBRE DE LA SOCIÉTÉ MÉDICO-CHIRUR-
GICALE, DE L'ASSOCIATION DES MÉDECINS DE PARIS, DES SOCIÉTÉS DES
1er ET 4e ARRONDISSEMENT, MEMBRE DU COMITÉ DE RÉDACTION DU JOUR-
NAL *L'Union Médicale*, AUTEUR DE PLUSIEURS MÉMOIRES SUR LA MÉDE-
CINE ET LA CHIRURGIE, ETC., ETC.

PARIS

## TYPOGRAPHIE DE WITTERSHEIM,

RUE MONTMORENCY, 8.

1852.

# APERÇU HISTORIQUE

## SUR L'INSTITUTION DES DISPENSAIRES

### DE LA

# SOCIÉTÉ PHILANTROPIQUE

## DE PARIS

#### FONDÉE EN 1780 (1).

SON ORIGINE, SON MÉCANISME, SES MOYENS, SON BUT.

———

« Cette institution, qui a eu un roi pour fondateur, qui a toujours compté des souverains pour protecteurs, des princes pour présidents, pour administrateurs les noms les plus honorés et les plus respectés, pour médecins les hommes les plus justement célèbres et les plus habiles, pour coopérateurs l'élite de la population parisienne ; cette institution, nous le disons à regret, *est ignorée du plus grand nombre.* »

———

(1) Extrait de la Notice historique publiée en 1846 par M. le docteur PAYEN, chirurgien honoraire des dispensaires.

Essayons donc de la faire connaître davantage en développant de nouveau les principes sur lesquels elle repose, et en faisant ressortir les bienfaits nombreux qu'elle répand sur la société tout entière, envisagés au double point de vue de la morale publique et du bien-être privé d'une certaine classe d'individus pour qui l'aumône est une humiliation, l'hôpital un sujet d'effroi.

Il est notoire que la branche médicale des bureaux de bienfaisance n'est pas en rapport avec les besoins des classes qui réclament des secours ; qu'il est une foule d'individus qui ne réunissent pas les conditions d'inscription au rôle des indigents, bien qu'en cas de maladie leurs ressources soient insuffisantes.

Ajoutons que les bureaux de charité et les dispensaires ne sont en aucune façon des institutions rivales ; elles ne peuvent pas se suppléer, mais elles se complètent mutuellement ; là où l'une est applicable, l'autre ne l'est pas, et *vice versâ*. Pour les indigents proprement dits, les secours publics : dans l'état de santé, ils reçoivent quelque subvention de pain, de bois, de vêtement, d'argent ; dans le cas de maladie, si la misère est extrême, l'isolement complet, l'hôpital leur offre un précieux asile ; si les conditions sont meilleures, les bureaux de bienfaisance fournissent, à domicile, les soins médicaux, les médicaments, le linge, etc.

Mais au-dessus de cette population pauvre, et au-dessous de la classe qui peut faire face aux frais divers qu'entraîne la maladie, il existe une classe extrêmement intéressante qui ne demande rien, qui *souvent même donne* tant qu'il lui est possible de travailler et que les membres de la famille jouissent de la santé. Cette classe intermédiaire se compose de ces marchands à petits bénéfices, de ces employés à faibles appointements, d'ouvrières et d'ouvriers laborieux, rangés, sobres, des personnes dont la fortune a été renversée par des revers imprévus, des abus de confiance, des événements politiques ; de tous ceux, enfin, qui trouvent dans un travail journalier ou dans un modique revenu les moyens de subvenir à toutes les nécessités de la famille, et souvent même de faire de petites économies : cette classe, à qui le travail, l'ordre et l'économie procurent une existence suffisante et honorable tant qu'elle jouit de la santé, est jetée par la maladie dans une cruelle perplexité.

Que fera de son malade cette famille naguère si heureuse ? Le mettra-t-elle à l'hôpital? Mais l'humiliation ! l'isolement ! le spectacle des douleurs des autres ! Mais les soins mercenaires, l'éloignement de la famille ! Conservera-t-elle le malade ? Mais qui fournira aux frais de médecin et de médicaments? Il faudra donc arracher à la caisse d'épargne quelques économies péniblement acquises, vendre ou emprunter ? Tristes ressources, auxquelles on hésite de recourir ; et, pendant cette pénible incertitude, le temps passe et le mal s'aggrave. Et qu'on le remarque bien, cette famille, si intéressante au point de vue moral, est presque complétement déshéritée dans la distribution des secours publics ; si le malade surmonte sa répugnance pour l'hôpital, qui oserait affirmer qu'il y sera reçu ; s'il cherche à se faire admettre aux indigents, bien souvent il ne réunira pas les tristes conditions qui sont exigées !

Ce qu'il faudrait dans ce cas à cette famille, ce serait l'assistance d'une institution qui, à ce moment donné, viendrait utiliser les éléments précieux qu'elle possède, la bonne volonté, l'intelligence, le dévouement ; qui fournirait pour cette situation exceptionnelle et passagère les ressources exceptionnelles et temporaires qu'elle réclame ; qui chaque jour, comme le dit si noblement notre vieille devise, apporterait la manne en attendant qu'elle descendît du ciel, c'est-à-dire que la santé eût ramené le travail. Eh bien ! cette institution existe ; depuis tantôt un demi-siècle elle fonctionne dans le silence : ce sont les Dispensaires de la Société Philantropique (1).

Cette admirable Société se soutient par des sous-

---

(1) Depuis bientôt douze ans que nous sommes attaché à cette belle institution et que nous y faisons un service actif en qualité de médecin, il nous a été donné de constater les immenses services qu'elle rend chaque jour à cette classe nombreuse et intéressante de la société.

criptions. Chaque souscripteur en donnant 30 francs, reçoit en échange cent bons de portions alimentaires et une carte avec laquelle il peut pendant toute l'année, faire traiter gratuitement une succession de malades dans toute l'étendue de Paris. Les formalités sont peu nombreuses, la ville entière est desservie par six dispensaires. Le malade, ou l'un des siens, apporte à l'agent auquel il correspond la carte et une lettre de recommandation du souscripteur ou de celui à qui la carte a été déléguée; l'agent adresse le malade à un médecin ou à un chirurgien et à un pharmacien de la ville, et, à partir de ce moment, le recommandé reçoit, ou chez lui ou au dispensaire, les secours et médicaments dont il a besoin, et il se trouve dorénavant vis-à-vis du médecin et du pharmacien dans la position d'un client payant.

Si l'affection est grave, le médecin du dispensaire fait appel aux lumières de ses collègues, et s'il le juge nécessaire, il réclame l'assistance des mêmes hommes qu'il appellerait pour le riche, car la Société a pour consultants les médecins et chirurgiens les plus haut placés de la capitale.

Lorsque pour un motif quelconque le malade doit sortir du dispensaire, la carte est immédiatement renvoyée au souscripteur qui peut aussitôt en disposer pour un autre protégé.

Des administrateurs sous le nom de commissaires,

vont visiter les malades et s'assurer qu'ils reçoivent tous les soins nécessaires. Ils portent toujours avec eux la consolation des bonnes paroles, et souvent des encouragements d'une autre nature.

Mais ici ne se borne pas la sphère d'action de la Société ; nous avons dit que cent bons accompagnaient la carte que le souscripteur reçoit. Ces bons sont présentés à l'un des fourneaux entretenus par la Société dans les différents quartiers de Paris, et chacun d'eux est échangé contre une portion alimentaire qui fournit immédiatement un repas sain et substantiel ; de plus, tous ceux qui se présentent peuvent acheter une ou plusieurs de ces portions au prix de 5 centimes chaque; et la Société les a fixées à ce prix, afin qu'elles fussent accessibles à tout le monde, et que pourtant le consommateur n'eût pas l'humiliation de les recevoir gratuitement, ce qui en aurait éloigné un grand nombre. En réalité, chaque portion revient à la Société entre 10 et 12 centimes.

Enfin, depuis le commencement du siècle, la Société n'a pas cessé de s'occuper des Sociétés de prévoyance, dont elle peut être considérée à bon droit comme la patronne.

Ainsi donc, par les fourneaux, conserver à la classe ouvrière ce qui constitue sa richesse, la force et la santé, en lui fournissant une nourriture saine et à bon marché ;

Par les dispensaires, subvenir à toutes les nécessités de la maladie ;

Par son patronage des Sociétés mutuelles, rapprocher les hommes dont les intérêts sont les mêmes, et
les obliger à s'occuper en commun de leur sort futur ;

En un mot, garantir le présent par les soupes ;
l'éventuel par les dispensaires ; l'avenir par les Sociétés de prévoyance ; telle est la triple et sainte mission
que s'est imposée la Société Philantropique, et qu'elle
remplit avec une admirable persévérance.

Sans doute on pense que la Société est établie
aujourd'hui sur des bases inébranlables ; c'est une
fatale erreur. Elle n'a pas de ressources qui lui appartiennent en propre. Dispensatrice des deniers du
pauvre, elle ne peut ni ne veut thésauriser ; elle fait,
par prudence, quelques réserves ; mais en cas de
détresse publique, elle les attaquerait, elle engagerait encore son avenir comme elle a déjà fait, et la
Providence y pourvoirait encore (1). Ce sont évidemment des pensées de ce genre qui ont restreint les

---

(1) En 1813 les souscriptions avaient été moins productives, les
fonds de réserve étaient insuffisants. M. Delessert, son trésorier, fit
des avances, et la Société n'en rendit que plus de services. Ajoutons
que pendant plusieurs années, la famille Delessert a donné annuellement à la Société Philantropique jusqu'à 800 fr.

libéralités des hauts protecteurs de la Société, et nous regardons ce fait comme un malheur public.

Nous devrions borner là peut-être les quelques explications qu'il nous a semblé utile de donner à ceux qui ignorent jusqu'à l'existence de cette belle institution ; mais la reconnaissance, ce besoin du cœur, nous convie à reculer encore un peu les limites de cette simple note ; le lecteur nous pardonnera facilement, nous en sommes certain, cette légère addition en faveur du motif qui nous fait agir.

Née sous *Louis XVI*, avec son approbation et, suivant la tradition, ayant même reçu de ce prince le nom de *Philantropique*, cette Société fut fondée en 1780 par quelques hommes généreux dont nous nous plaisons à retracer ici les noms pour les conserver à la reconnaissance publique : MM. *Savalette de Langes*, vicomte *de Tavannes*, *Lecamus de Pontcarré*, *Blin de Sainmore*, *de Saint-Martin*, docteur *V. Girard*, docteur *Jeanroy*.

En 1790, *Louis XVI* donnait 500 fr. par mois sur sa cassette et il se déclara chef et protecteur de la Société.

Les souscripteurs, au nombre de huit cents, se composaient surtout de grands seigneurs, de hauts fonctionnaires, d'officiers supérieurs. A partir de 1790, nous trouvons dans les listes de souscripteurs :

*Monsieur*, frère du roi (Louis XVIII), *le duc de Chartres (Louis-Philippe)*, le duc *de Charost, Lafayette, Choiseul-Gouffier, Talleyrand-Périgord, Bailly*, maire de Paris, le chef de la famille *Delessert*.

En 1800, M. *B. Delessert* fonda le premier four-neau rue du Mail. Bientôt Madame BONAPARTE en fai-sait établir un rue Miromesnil. Le sénat conservateur, M. *de Béthune Charost* en faisaient établir dans d'autres quartiers de Paris. LE PREMIER CONSUL *prenait mille souscriptions !*

En l'an x, le ministre de l'Intérieur accordait au Comité un secours de 30,000 fr. qui pouvait être renouvelé, pour que *la Société* maintînt plus long-temps ses fourneaux ouverts.

En 1812, le préfet de la Seine donnait à la Société 42,000 fr. pour l'établissement de nouveaux four-neaux.

A cette époque le bureau du Comité était composé de MM. : *de Pastoret*, président ; *Cadet-Devaux*, vice-président ; *Mathieu de Montmorency*, secrétaire ; *Decandolle*, vice-secrétaire ; *B. Delessert*, trésorier.

La restauration fut très-favorable à la Société Philantropique. *Si l'empereur avait pendant plusieurs années donné* 18,000 *fr.,* elle voulut faire davantage :

le roi s'en déclara chef et protecteur ; le duc *de Berri* accepta la présidence et assista même aux séances.

Le roi *Louis-Philippe* a témoigné à la Société sa sympathie en la reconnaissant d'utilité publique, par une ordonnance rendue en 1839, et M. le duc *de Nemours* en a accepté la présidence honoraire.

Le conseil municipal et la Banque de France continuent leurs allocations avec une généreuse persistance dont on ne saurait se montrer trop reconnaissant.

Citons encore les noms, pris au hasard, de quelques autres bienfaiteurs qui attestent véritablement l'importance de cette ancienne et précieuse Société. Ce sont ceux de MM. *Bitaubé, Boissy-d'Anglas, Brongniart, Chabrol de Volvic, Choiseul-Praslin, de Lasteyrie, Dupont de Nemours, François de Neufchâteau, Frochot, Huzard, La Ferronays, La Rochefoucault-Doudeauville, La Rochefoucault-Liancourt, Lacépède, Molinier de Montplanqua*, général *de Montfort, Parmentier, Pelet de la Lozère, Sc. Périer*, maréchal *Serrurier, Thouin*, etc., etc.

Parmi les médecins, n'oublions pas les noms célèbres des *Alard, Andry, Auvity, Bayle, Baffos, Boyer, Brasdor, Breschet, Corvisart, Deschamps, Dubois, Dupuytren, Guilbert, Hallé, Itard, Jeanroy, Laënnec, Lerminier, Lisfranc, Marjolin, Parent-Duchâtelet, Pi-*

*nel, Pelletan, Percy, Rayer, Récamier, Ribes, Roux,
Sanson, Thouret, Velpeau*, etc., etc., etc.

Terminons en faisant ressortir les avantages moraux
que la Société procure à ses coopérateurs : elle fournit à chacun d'eux l'occasion de payer sa dette à
l'humanité ; elle établit des relations entre celui qui
peut donner et celui qui a besoin. C'est un lien entre
des hommes trop distants pour se rencontrer jamais,
entre celui qui jouit de toutes les aisances de l'état
social et celui qui ne connaît de la civilisation que la
servitude, de la vie que la privation. Cette action
directe, personnelle, du riche sur le pauvre a encore
un immense avantage : elle honore celui qui donne
et elle grandit à ses propres yeux l'homme qu'on
assiste, et qu'une aumône aurait abaissé.

Puissent ces quelques réflexions, qui n'ont d'autre
éloquence que celle de la vérité, et dont nous ne
sommes aujourd'hui que l'interprète désintéressé,
contribuer à répandre encore et à faire mieux apprécier les avantages attachés à cette admirable institution philantropique, et rappeler sans cesse à l'esprit
et au cœur de ceux à qui elles s'adressent cette tou-
chante pensée de Térence, que nous avons prise pour
épigraphe, en tête du rapport qui va suivre :

Homo sum, humani nihil à me alienum puto.

Le Bureau se compose pour la présente année, de :

MM.

Le duc de LAROCHEFOUCAULT.    .    .    .    *Président.*

Général de MONTFORT.    .    .    .    .    .    }
Sylvain CAUBERT.    .    .    .    .    .    .    }    *Vice-Présidents.*

TESSIER, ancien Notaire.    .    .    .    .    *Secrétaire.*

JACQUEMIN, Avocat.    .    .    .    .    .    }
ROUSSEAU, Docteur.    .    .    .    .    .    }    *Vice-Secrétaires.*

DEVALOIS, Rég. de la Banque de France.    *Trésorier.*

---

Le chef-lieu de la Société est rue du Grand-Chantier, 12, au Marais.

# RAPPORT

## Sur la Pratique Médico-Chirurgicale et sur le mouvement des Dispensaires de Paris pendant l'année 1851.

Présenté à la Société Philantropique dans la séance générale du 23 avril 1852, par M. COMPÉRAT, docteur en médecine, Médecin titulaire du 6ᵉ dispensaire, au nom de MM. les Médecins et Chirurgiens des dispensaires.

> *Homo sum humani nihil à me alienum puto.*
>
> (TÉRENCE.)

MESSIEURS,

L'année dernière, dans une réunion des médecins délégués convoquée à l'effet de désigner celui d'entre eux qui serait chargé de vous présenter le rapport annuel sur le service médical de l'année qui venait de s'écouler, il fut constaté que le sixième dispensaire n'avait pas été appelé à l'honneur de remplir cette mission depuis près de dix ans. Dans cette conjoncture, incombait tout naturellement à l'un de Messieurs les titulaires de ce dispensaire l'accomplissement de cette honorable tâche. Malheureusement, ni l'un ni l'autre ne put l'accepter pour des motifs spéciaux qu'il ne me semble pas utile de vous faire connaître ici, mais qui ne trouvaient leur

2

raison d'être, je me hâte de le dire, ni dans une blâmable indifférence, ni dans un mauvais vouloir.

Cette année, Messieurs, jaloux de leurs prérogatives, les médecins du sixième dispensaire, en me déléguant de nouveau auprès de la commission chargée de nommer le rapporteur sur la pratique médico-chirurgicale de l'année qui vient de finir, m'avaient donné pleins pouvoirs pour revendiquer à leur profit un honneur que des circonstances particulières, je le répète, les avaient précédemment forcés de décliner à leur grand regret.

Cette nouvelle marque de confiance de la part de mes honorables collègues était trop flatteuse pour moi, pour que je ne me hâtasse pas d'y répondre en acceptant avec empressement le rôle de rapporteur pour lequel Messieurs les délégués eussent pu choisir, sans aucun doute, un interprète plus capable et plus éloquent, mais non un plus dévoué, ni mieux pénétré de l'importance de la mission qu'ils lui ont confiée. D'ailleurs, Messieurs, en me désignant, mes honorés confrères m'offraient l'occasion de rappeler le souvenir de vos nombreux bienfaits et de votre sollicitude incessante pour les malheureux qui souffrent. Pouvais-je hésiter ?

Messieurs, le nombre des malades admis à vos dispensaires pendant l'année 1851 a dépassé quelque peu celui de l'année précédente ; pourtant, aucune épidémie, aucune influence atmosphérique particulière ne peuvent être invoquées pour expliquer cette médiocre recrudescence. Ainsi, pendant l'année 1850 le nombre des malades qui ont reçu nos soins, s'est élevé à 2,998 y compris les 163 malades restant en traitement sur l'année précédente ; l'année dernière, le nombre des inscriptions nouvelles a atteint le chiffre de 2,958, lequel, augmenté des 184 malades restés en traitement, donne un total de 3,142 ; différence en plus pour l'année 1851, 144. Sur ce nombre total de 3,142 malades, 1798 ont été guéris, 186 sont morts, 957 sont sortis des dispensaires soulagés ou pour d'autres causes.

Cette légère disproportion dans le nombre des malades soit en plus, soit en moins, se montre fréquemment dans le cours des diverses périodes qui marquent l'existence de votre Société depuis son origine jusqu'à nos jours; et ce qu'il y a de remarquable, c'est que ce ne sont pas les années les plus calamiteuses, c'est-à-dire celles qui ont été traversées par l'apparition de grandes épidémies qui ont fourni le plus de malades à vos dispensaires. Ainsi, pour ne citer que deux exemples dont l'un est encore bien récent, je rappellerai le souvenir des années 1832 et 1849, années désastreuses s'il en fut, années pendant lesquelles le choléra a fait en un seul jour plus de victimes que le nécrologe parisien n'en inscrit habituellement dans l'espace de trois semaines !

Ainsi, dans la première de ces deux années je ne trouve que 2,422 malades inscrits sur les registres de vos dispensaires, tandis que l'année précédente en admettait 2,495, et l'année d'avant 2,876 !

Dans la deuxième, c'est-à-dire en 1849, année plus meurtrière encore (1), la différence sur l'année précédente est encore plus sensible : ainsi le nombre des inscriptions qui s'était élevé en 1848 à 3,472, est tombé en 1849 à 3,117, différence en moins 355 !

Je ne chercherai pas à expliquer les causes de cette ano-

---

(1) Il résulte d'un relevé statistique dressé par ordre de l'autorité administrative que la mortalité a été plus considérable pendant l'épidémie du choléra de 1849 que pendant celle de 1832.

malie; un de vos anciens médecins, M. le docteur *Rousseau*, dans le remarquable rapport qu'il vous a présenté en 1852, les a fait ressortir, selon moi, d'une façon très-satisfaisante; je me borne aujourd'hui à énoncer le fait d'une manière générale.

Il y a encore une particularité qui me frappe quand je jette les yeux sur le tableau que j'ai dressé du nombre des malades admis chaque année dans vos dispensaires depuis leur fondation jusqu'à ce jour, c'est celle ci : que jamais à aucune époque le nombre des inscriptions n'a dépassé, n'a atteint même le chiffre de 4,000.

L'année pendant laquelle le nombre des admissions a été le plus considérable est l'année 1847 : ce nombre s'est élevé au chiffre de 3,854 : celle qui s'en rapproche le plus dans les années antérieures est l'année 1822 pendant laquelle je vois figurer le chiffre de 3,738. Ainsi à 25 ans d'intervalle deux nombres se sont rencontrés à peu près égaux! mais que d'oscillations dans le chiffre des inscriptions de chaque année pendant ce long intervalle !

Puisque j'ai abordé cette question de quotité annuelle d'inscriptions sur vos registres, il ne sera peut-être pas sans intérêt de vous faire connaître ces oscillations numériques depuis l'année 1803, époque de l'institution de vos dispensaires, jusqu'à la fin de l'année qui vient d'expirer. Peut-être de cet examen pourrons-nous tirer quelque enseignement utile à la société.

Depuis 1803 jusqu'à 1817 le nombre des malades inscrits va successivement en augmentant depuis celui de 182 pour les 6 premiers mois de cette année (du 6 prairial au 1er vendémiaire an XII) jusqu'à celui de 1,676 ; en 1818 il dépasse le chiffre de 2,000, en 1821 il atteint celui de 3,428, l'année suivante celui de 3,738 dont j'ai déjà parlé, puis retombe en 1830 au dessous de 3,000 et continue à ce taux inférieur jusqu'en 1844, c'est-à-dire pendant une période de 14 années ! En 1845 il remonte au-dessus de 3,000, il atteint en 1847 le chiffre de 3,854, que j'ai déjà cité ; depuis il va toujours en décroissant jusqu'à ce jour où il reste définitivement fixé à 3,142, taux inférieur à celui qu'il avait conservé pendant tout l'intervalle qui sépare l'année 1821 de celle de 1828 inclusivement. Ainsi on le voit, jamais même dans les années les plus chargées en inscriptions, la Société Philantropique n'a pu admettre un nombre de malades qui atteignît le chiffre de 4,000, et cela pendant l'espace d'un demi-siècle !

A quoi tient cette circonstance ? quelle puissance occulte, quel obstacle mystérieux peut donc s'acharner ainsi pendant une période de 50 années, à opposer une barrière infranchissable à ce chiffre fatal et lui dire comme Dieu a dit au flot de la mer : Tu n'iras pas plus loin. . . . . . . . . . . . . . . . .

Croit-on que le nombre des infortunés pour qui votre admirable institution a été créée ne saurait jamais franchir ce chiffre limité que jusqu'à ce jour elle ne semble pas même pouvoir atteindre ?

Dieu soit loué s'il doit en être ainsi !

Malheureusement ce n'est pas dans cette délimitation impossible du nombre des malheureux auxquels vous tendez une main amie que se trouve cette quasi-fixité dans le chiffre de vos inscriptions annuelles ; il en est une autre que je veux vous indiquer et vous faire toucher du doigt, dût votre modestie souffrir de cette nouvelle révélation.

A Dieu ne plaise, je me hâte de le dire avant d'aller plus loin, que, dans l'exposé que je viens de vous soumettre et

dans les réflexions qui vont suivre, vous découvriez l'ombre
d'une intention critique à l'endroit des bienfaits déjà si nombreux que vous ne cessez de répandre autour de vous et dont
l'influence moralisatrice rejaillit et s'étend sur la société tout
entière ; rosée bienfaisante qu'une main propice répand sur
la terre en attendant qu'un ciel favorable en soit lui-même le
dispensateur (1).

Que si un seul d'entre vous, Messieurs, pouvait avoir cette
malheureuse pensée, il me suffirait pour justifier à ses yeux de
la pureté de mes intentions, d'évoquer à l'instant le chiffre
des infortunés que votre sollicitude philantropique a déjà
soulagés et qui ne s'élève pas aujourd'hui à moins de 150,000.

Je reviens à mon sujet.

Messieurs, en 1846, notre honorable confrère M. le docteur
Payen, chirurgien honoraire de vos dispensaires, a publié une
notice historique, remarquable à plus d'un titre, sur la Société
Philantropique de Paris ; il est un passage de cet intéressant
opuscule que je vous démande la permission de vous citer
tout entier, parce que dans ce passage je crois trouver, sinon
la seule cause, tout au moins une des causes principales de
la particularité que nous venons de signaler et dont nous
cherchons en ce moment l'explication.

Ce passage, le voici : « Une circonstance remarquable, c'est
» que la Société ne compte guère que 800 souscripteurs, et
» que c'est là le chiffre total de l'ancienne Société Philantro-
» pique. Évidemment au milieu des richesses et des pensées

------

(1) Voir la légende de la Société philantropique en tête de ce compte
rendu,

» généreuses qui abondent dans Paris, une institution comme
» la Société Philantropique, *si elle était généralement connue,*
» compterait plutôt 8,000 que 800 souscripteurs sur une popu-
» lation de 900,000 habitants, et il ne devrait pas y avoir une
» famille un peu aisée qui ne possédât sa carte de dispensaire ;
» en est-il une seule qui n'ait pas un protégé à secourir (2) ? »

Eh bien ! Messieurs, je vous le demande, après cette cita-
tion, ai-je besoin de vous indiquer la cause que nous recher-
chons ? Cette cause n'apparaît-elle pas à vos yeux dans toute sa
réalité, je dirais presque dans toute sa simplicité naïve ? n'est-il
pas évident, en effet, que si le chiffre de vos souscriptions était
beaucoup plus considérable, ce ne serait pas quatre mille, mais
dix mille, mais vingt mille malheureux sur lesquels vous éten-
driez chaque année le bénéfice de vos inépuisables bontés.

Que faudrait-il faire pour qu'il en fût ainsi ? Mon Dieu,
Messieurs, bien peu de chose. Faire connaître davantage votre
existence, répandre avec plus de prodigalité la liste de vos libéralités, et rendre un peu plus facile l'admission des souscripteurs.

Déjà, en 1846, vous avez fait un pas dans une de ces diffé-
rentes voies, par la publication et la distribution à un grand
nombre d'exemplaires de l'excellente notice dont je viens de
vous parler ; c'était déjà bien, mais ce n'était pas encore assez.

Soulevez encore un peu plus ce voile trop épais derrière
lequel votre modestie s'abrite, appelez à vous ces âmes généreuses, qui ne demandent que les occasions de mettre en pra-

---

(1) Notice historique sur la Société Philantropique de Paris ; par M. le
Docteur Payen. Année 1846.

tique cette vertu sublime que Dieu a placée dans le cœur de
ses élus, et qui a nom *Charité* ; montrez aux esprits forts, sans
ostentation et sans forfanterie, mais avec un sentiment d'or-
gueil légitime, tout le bien que vous avez déjà fait ; indiquez
aux indifférents tout le bien qu'il vous reste à faire, et bientôt,
croyez-moi, bientôt vous recueillerez la juste récompense due
à votre zèle et à vos bonnes intentions, car vous aurez accu-
mulé sur vos têtes les bénédictions infinies d'une foule de
malheureux qui n'attendent que le moment de vous témoigner
leur gratitude et leur reconnaissance.

D'ailleurs, Messieurs, cet appel loyal à ces sentiments généreux que vous partagez tous, doit coûter d'autant moins à
votre modestie individuelle, que dans votre institution il y a
cela de merveilleux, que la main qui reçoit ne voit pas la main
qui donne. Vous assistez sans humilier ; vous faites plus, vous
moralisez, tout en soulageant : est-il une prérogative à la fois
plus belle, plus noble, et plus digne d'envie !!!

Messieurs, dans le cours de ce compte rendu, il a été question, en passant, du rapport d'un de nos plus honorables
praticiens de Paris, M. le docteur Rousseau, l'un de vos
vice-secrétaires actuels : je reviens avec plaisir à cet excellent
travail, parce qu'il contient, entre autres remarques importantes, une assertion dont j'apporte ici la triste confirmation.
Cette remarque a trait à la mortalité relative causée par certaines maladies inévitablement mortelles, et par d'autres affections assez ordinairement curables.

Je m'explique :

M. Rousseau, voulant établir le dénombrement des cas de
décès envisagés au point de vue de la nature de la maladie
dont ils étaient la conséquence, a trouvé que pendant l'année
1832, sur 83 décès inscrits sur la liste nécrologique de vos

dispensaires, **45,** c'est-à-dire, un peu plus de moitié, étaient le résultat des ravages causés par la phthisie pulmonaire. Il ajoute que tout le porte à croire qu'il a dû toujours en être ainsi dans les années précédentes. Cette remarque m'a frappé et j'ai voulu voir jusqu'à quel point les prévisions rétrospectives de notre honorable collègue se réaliseraient dans les années ultérieures. J'ai donc fait ce relevé pour l'année qui vient de s'écouler, c'est-à-dire à vingt ans d'intervalle entre l'observation de M. Rousseau et celle que je vais vous présenter. Voici ce qu'il m'a démontré : Sur 186 décès, 91, autrement dit, à peu près moitié aussi, ont été le fait de cette affreuse maladie qui jette si fréquemment le deuil dans les familles de tout rang et de toute condition, et plus particulièrement dans celles qui fréquentent habituellement vos dispensaires, à cause des conditions hygiéniques défavorables au milieu desquelles elles vivent journellement.

Ainsi, chose étrange autant que cruelle, malgré les progrès incessants de la science, la proportion des phthisiques, dans le passé et dans le présent, est toujours la même; il n'est malheureusement que trop probable qu'il en sera encore ainsi dans un avenir, hélas, trop éloigné de nous !

Il y a plus, Messieurs, le sixième dispensaire, par une exception aussi singulière qu'inexplicable et que je ne puis résister au désir de vous signaler, si pénible et si douloureuse qu'elle vous paraisse au premier abord, le sixième dispensaire, dis-je, qui a enregistré pendant l'année qui a précédé celle dont il vient d'être question un chiffre total de 18 décès, a trouvé dans ce nombre 15 cas de morts appartenant tous à la phthisie tuberculeuse ! et encore, parmi les trois autres cas de décès complémentaires n'est-il pas bien certain que les individus qui en ont été l'objet n'aient pas été plus ou moins entachés du vice tuberculeux pendant le cours de leur existence; car, l'un est mort de *méningite*, le second, de *catarrhe pulmonaire*, et le troisième d'un *kyste de l'ovaire?*

Cependant, Messieurs, si déplorable que soit, au point de vue de l'humanité en général, le résultat que je viens de vous signaler, si pénible qu'il soit pour vous d'en être les témoins, il ne laisse pourtant pas que d'offrir une consolation à vos médecins du sixième dispensaire, au point de vue de leur conscience : c'est celle de n'avoir perdu, cette année-là, que des malades en proie à des affections essentiellement incurables et fatalement mortelles.

De toutes les considérations qui précèdent doit-on conclure, Messieurs, qu'il faille nécessairement fermer la porte de vos dispensaires à ces êtres infortunés, marqués, pour ainsi dire en naissant, du sceau de la fatalité? Non Messieurs, non, ce serait de la cruauté, car ils ont droit, selon nous, à d'autant plus de sollicitude de votre part que celle-ci doit s'exercer à leur égard dans un espace de temps plus restreint et plus court. Les jours de ces malheureux ne sont-ils pas, pour ainsi dire, comptés !

D'ailleurs, Messieurs, vos médecins, tout en déplorant l'inanité de leurs efforts contre une maladie qui fait leur désespoir, et à défaut de moyens thérapeutiques propres à conjurer ses coups incessants et cruels, trouvent toujours dans leur cœur de ces bonnes et consolantes paroles qui, en entretenant l'espoir des malheureux à qui elles s'adressent, diminuent bien souvent l'ardeur de leurs souffrances et adoucissent toujours l'amertume de leurs derniers instants.

*Levius fit patientia quidquid corrigere nefas.*

Mais il est temps, Messieurs, de distraire vos esprits de ces préoccupations pénibles et de vous faire voir que le rôle de vos

médecins ne se borne pas à dresser des listes nécrologiques
plus ou moins étendues, mais qu'il a pour objet, avant tout
et surtout, de seconder vos vues et vos intentions philantro-
piques envers les malheureux que la maladie tient trop souvent
enchaînés !

J'aborde donc l'historique de quelques faits intéressants,
en vous faisant observer toutefois que cet exposé succinct et
rapide ne peut être considéré que comme un résumé fort
incomplet de tout ce qui a surgi d'important dans la pratique
médico-chirurgicale de vos dispensaires pendant le cours de
l'année dernière. Plus loin, je me propose d'exposer en quelques mots les moyens que les médecins du sixième dispensaire
considèrent comme les plus propres à multiplier ces observations intéressantes et à faire tourner au profit de la science
et de l'humanité leur étude et leur rapprochement.


## PREMIER DISPENSAIRE.


M. le docteur Laroche, chirurgien du premier dispensaire,
a recueilli deux observations fort intéressantes. La première
concerne une jeune femme d'une santé délicate, d'une constitution frêle, qui accoucha pour la première fois il y a trois
ans ; les suites de cet accouchement furent heureuses. Mais à
quelque temps de là elle fut affectée de douleurs rhumatis-
males peu intenses ; accouchée de nouveau il y a sept mois et
sans accidents puerpéraux, il se développa quelques jours
après sa délivrance une vive douleur dans la région lombaire,
et quand la malade voulut quitter son lit, elle s'aperçut
qu'elle ne pouvait plus mouvoir ses membres inférieurs ; une
toux opiniâtre compliquait cet état, et au mois de novembre
1851, époque de son admission au dispensaire, la paralysie du

sentiment et du mouvement était à peu près complète dans les extrémités inférieures.

M. Laroche diagnostiqua une inflammation de la moëlle épinière.

Un traitement actif fut immédiatement mis en usage ; émissions sanguines, cautères, préparations iodurées, etc. Aujourd'hui, cinq mois après son entrée au dispensaire, Madame X.... est dans l'état le plus satisfaisant, les douleurs vertébrales ont depuis longtemps disparu, non-seulement la malade marche, mais encore elle peut faire des petites promenades au dehors. Elle a repris son travail habituel, elle ne tousse plus, l'état général est satisfaisant. L'électricité complétera certainement une guérison qui a si peu à faire pour être parfaite.

La seconde observation est encore plus remarquable, la personne qui en fait le sujet est une jeune fille, d'une constitution lymphatique des plus prononcées ; elle était affectée depuis six ans d'une énorme tumeur blanche de l'articulation du pied sur la jambe. Cette articulation perdue au milieu d'un engorgement très volumineux n'était plus reconnaissable. Trois trajets fistuleux livraient passage à un liquide purulent d'une horrible fétidité.

Mademoiselle L.... alla demander secours dans plusieurs services de chirurgie des hôpitaux. Tous les chirurgiens qui l'examinèrent furent d'avis qu'il fallait pratiquer au plus tôt l'amputation de la jambe. Ne pouvant se résoudre à un si grand sacrifice, elle retourna chez elle, désolée et sans espoir. Admise alors au premier dispensaire, elle fut confiée aux soins intelligents de M. le docteur Laroche. Celui-ci, par un traitement sagement administré et dont l'iodure de potassium a formé la base, est parvenu à améliorer tellement l'état du membre condamné, que, aujourd'hui, cette jeune fille peut s'en servir, qu'elle marche même et peut se livrer à ses occupations d'intérieur. Deux des fistules sont complétement cicatrisées, le pus qui s'écoule encore de la troisième est très-peu abondant, le pied est parfaitement mobile, l'articulation qui conserve un peu plus de volume que dans l'état normal n'en est pas moins régulière et sans douleur. Le rétablissement définitif de cette jeune fille ne peut plus être un sujet de doute.

Cette cure, qui fait honneur au chirurgien qui l'a obtenue, prouve une fois de plus la sagesse de ce précepte émis par un de nos maîtres en chirurgie, *Lisfranc*, qu'il ne faut jamais se hâter de sacrifier un membre affecté de maladie chronique si malade qu'il soit; qu'on ne doit en venir à cette cruelle extrémité que lorsqu'on a épuisé toutes les ressources thérapeutiques sur lesquelles on peut rationnellement compter pour éviter ce triste résultat.

## DEUXIÈME DISPENSAIRE.

M. le docteur *Labarraque* a vu, entre autres cas remarquables des effets bienfaisants de l'huile de foie de morue, une jeune enfant de cinq ans, atteinte d'une cachexie scrofuleuse avec carie du deuxième os métatarsien et ramollissement de la cornée transparente de l'un des yeux, guérie complétement au bout de huit mois de traitement de sa maladie scrofuleuse générale et de ses manifestations sur le système osseux et sur l'organe de la vision par l'emploi soutenu de ce médicament.

Le même médecin a vu avec son collègue M. le docteur Costilhes, un cas d'hydropisie enkystée de l'ovaire, accompagnée et occasionnée sans doute par une dégénérescence fibreuse de cet organe guérie, *quant à l'hydropisie,* par la ponction suivie d'une injection iodée. Le kyste était considérable, seize litres de liquides furent retirés dans une seule ponction.

Cependant les accidents inflammatoires produits par l'injection iodée furent sans importance, tout en ayant été suffisant pour amener l'oblitération du kyste. Ce qui le prouve, c'est que l'hydropisie n'a pas reparu depuis un an ; mais la tumeur de l'ovaire, qui est grosse comme la tête d'un enfant, a persisté.

Cette dernière observation, toute succincte qu'elle soit, n'en contient pas moins un enseignement utile que je crois devoir signaler. Elle confirme l'opinion partagée aujourd'hui par un grand nombre de chirurgiens recommandables touchant l'innocuité des injections iodées dans la profondeur de nos viscères, et démontre suffisamment ce qu'on doit attendre de leur application dans certaines affections considérées par les chirurgiens d'autrefois comme incurables, et en particulier dans les affections hydropiques des ovaires.

## TROISIÈME DISPENSAIRE.

M. le docteur *Maubec,* du troisième dispensaire, m'a adressé le fait suivant, qui est aussi remarquable par sa rareté que par le résultat que cet honorable collègue a obtenu sous l'influence du traitement administré.

Le 22 octobre 1851 M. Maubec fut appelé à donner des soins à Madame X... âgée de 27 ans. Il trouva cette dame convalescente d'une angine simple pour laquelle elle avait reçu déjà les soins de son médecin habituel. Ne trouvant rien à noter, si ce n'est un peu d'enchifrènement et de nasonnement de la voix, il crut ne devoir rien prescrire de particulier. Un mois s'était écoulé pendant lequel cette femme éprouva une émotion morale très-violente ; lorsqu'elle se présenta de nouveau au dispensaire, M. Maubec constata les phénomènes suivants : la malade *pâle, profondément amaigrie,* avait à peine

assez de forces pour se tenir sur ses jambes, *la fièvre était vive,*
l'appétit nul, les tisanes prises avec difficulté revenaient par
les fosses nasales ; une toux rauque et incessante empêchait
le repos la nuit et le jour, la voix était altérée, le timbre en
était nasillard et les mots ne pouvaient être qu'incomplétement
articulés, à ce point que les parents de la malade eux-mêmes
comprenaient difficilement ce qu'elle disait ; si M. Maubec la
priait de souffler une lumière, elle ne pouvait y parvenir à
l'aide de la bouche, ce n'était que par le nez qu'elle pouvait
l'éteindre.

Evidemment le voile du palais ne remplissait pas convenablement ses fonctions.

La luette est très-courte, le voile lui-même paraît immo-
bile, mais il semble à M. Maubec plutôt rétracté que *pendant,*
ce qui concorde peu avec les remarques faites par MM. Trousseau et Lassègue dans ce qu'ils ont décrit sous le nom de
paralysie du voile du palais.

Plusieurs des collègues de M. Maubec qui examinèrent avec
lui cette intéressante malade eurent beaucoup de peine à se
rendre compte de la cause qui produisait ces troubles généraux
et locaux dont ils étaient témoins.

M. Maubec soupçonnant un commencement de tuberculisa-
tion, prescrivit à l'intérieur les préparations iodées, des boissons amères, un gargarisme au tannin, en attendant une
exploration ultérieure plus approfondie.

Au bout de huit à dix jours la malade revint au dispensaire ;
son état s'était déjà un peu amelioré, l'appétit était revenu,
et c'était avec instance qu'elle suppliait M. Maubec de hâter sa
guérison, parce que, comme elle ne pouvait rien avaler sans
que les liquides et les solides ne fussent en grande partie reje-
tés par les narines, il lui était impossible de satisfaire son

appétit; elle souffrait alors horriblement du supplice de la faim.

Dans cette grave conjoncture, M. Maubec toucha le voile du palais et la gorge avec une barbe de plume imbibée d'une solution au cinquième de nitrate d'argent cristallisé ; médication prônée par MM. Trousseau et Lassègue. Les bons résultats furent pour ainsi dire immédiats. Dès la première application la malade trouva qu'elle parlait mieux ; en effet la prononciation devint tout d'abord plus facile, et ce n'est qu'un peu plus tard que la déglutition se fit plus librement. A peu de temps de là, la malade se présenta au dispensaire, non plus pour réclamer les soins de son médecin, car elle n'en avait plus besoin, mais pour lui manifester toute sa reconnaissance, ajoutant à l'expression de sa gratitude ces quelques paroles qui témoignaient de sa grande satisfaction et de la réalité de sa guérison : Je mange, Monsieur, je mange du pain, je bois du vin, et ils ne me reviennent plus par le nez !

Vous savez, Messieurs, combien l'instinct de l'imitation est développé chez certains enfants, surtout en ce qui concerne les habitudes vicieuses ou les mauvais penchants ; eh bien ! l'enfant de la personne dont il vient d'être question, offre un exemple frappant de la justesse de cette remarque. Pendant que M. Maubec donnait des soins à cette intéressante malade, la petite fille de celle-ci, âgée de trois ans, fut prise exactement des mêmes phénomènes de nasonnement de la voix et de la même difficulté dans la prononciation, à ce point qu'on né comprenait plus absolument rien à ce qu'elle disait. La mère, aussi étonnée qu'inquiète de cette singulière coïncidence, amena un jour son enfant au dispensaire. M. Maubec, après plusieurs questions et un examen minutieux du fond de la gorge de l'enfant, se hâta de rassurer la mère, en lui disant que sa petite fille n'était qu'un petit singe, qu'elle n'était malade que par imitation, et qu'elle guérirait sans traitement aucun, aussitôt qu'elle-même serait débarrassée de son infirmité passagère. C'est en effet ce qui est arrivé.

### CINQUIÈME DISPENSAIRE.

M. le docteur Thévenod, chirurgien de ce dispensaire, a traité avec succès trois malades affectés de paralysie grave par l'emploi fait avec beaucoup de discernement de la strychnine associée aux antiphlogistiques et aux révulsifs.

Le premier de ces malades est un nommé X..... demeurant avenue de Lamothe-Piquet. Cet homme, à la suite de fatigues, fut pris de douleurs dans la région lombaire bientôt suivies de difficulté d'uriner; ces accidents allèrent en augmentant, lorsque le 11 juin, en se mettant à genoux sur son lit pour faciliter l'émission des urines qu'il n'avait pas rendues depuis 24 heures et qui n'arrivaient dans ce moment que goutte à goutte, il sentit tout à coup une violente commotion dans les reins et dans les membres inférieurs. Cette secousse fut telle qu'il tomba sur son lit comme frappé de la foudre, en poussant un grand cri.

Dès cet instant, la sensibilité et le mouvement furent complétement anéantis dans les membres inférieurs. C'est dans ce triste état qu'il fut reçu au cinquième dispensaire et mis entre les mains de M. le docteur Thévenod.

Vingt sangsues furent tout d'abord appliquées sur la région douloureuse de la colonne vertébrale, puis concurremment des topiques émollients, des bains, etc.

On fut obligé de recourir à l'usage de la sonde pendant les huit premiers jours.

Le 18 juin, deux vésicatoires furent établis sur la région lombaire et pansés deux fois par jour avec un centigramme de strychnine. Le malade prit en outre, chaque jour, six gouttes de teinture de strychnine dont on fit augmenter graduellement la dose jusqu'à celle de 60 gouttes par jour. Puis il fut soumis à des frictions sur les membres inférieurs avec la même teinture.

Après 15 jours de ce traitement, la sensibilité et le mouvement ont commencé à reparaître à un faible degré, il est vrai, et dans les cuisses seulement, mais cette faible amélioration était déjà de bon augure.

Le 20 juillet M. Thévenod ne trouvant pas que les symptômes de la paralysie s'amendassent assez vite, fit installer quatre cautères sur la colonne lombaire, qu'il fit panser également avec de la strychnine dont il porta alors la dose à deux centigrammes, matin et soir.

Vers la fin de juillet l'état du malade s'améliora sensiblement, un mois après il essaya de marcher et il y parvint, à l'aide de béquilles, bien entendu ; enfin dans le courant d'octobre, M. Thévenod a eu la satisfaction de voir son malade se tenir sur ses jambes et marcher avec l'aide d'un simple bâton. Depuis cette époque l'amélioration a toujours été en augmentant à ce point que ce pauvre malade, qui croyait avoir perdu à tout jamais l'usage de ses jambes, marche d'aplomb et sans canne, et se trouve aujourd'hui presque aussi alerte qu'avant l'atteinte de sa grave maladie.

M. Thévenod rapproche de ce premier cas les deux suivants, dont je vais dire seulement quelques mots : il s'agit de deux exemples fort curieux de paralysie de la face (hémiplégie) l'une idiopathique, l'autre symptomatique, dans lesquels il a obtenu une guérison complète par l'administration endermique de la strychnine précédée de l'application des antiphlogistiques.

C'est plus particulièrement à la strychnine, ce puissant modificateur du système nerveux, que M. Thévenod attribue

l'honneur de ces trois cas de guérison. M. Thévenod aurait
pu ajouter aussi avec quelque raison, si sa modestie ne l'eût
pas retenu, que la sagacité et la prudence dans l'administration de ce précieux médicament sont bien aussi pour quelque chose dans les heureux résultats qu'il procure.


## SIXIÈME DISPENSAIRE.


Parmi les faits intéressants que M. le docteur Lemaire a eu à
observer dans le courant de l'année dernière, il en est un qui
mérite plus particulièrement de fixer notre attention, parce
qu'il contient à la fois un enseignement à saisir et un exemple
à imiter. Ce fait, le voici :

Madame H...., demeurant rue Chanoinesse, entre au dispensaire le 28 juillet 1851. Visitée le lendemain par M. Lemaire,
ce médecin constate un rhumatisme articulaire aigu généralisé. Les poignets en particulier sont considérablement tuméfiés. La pression la plus légère y détermine une douleur extrêmement vive, et fait pousser des cris aigus à cette pauvre
malade ; les coude-pieds et les genoux sont également le siège
d'un gonflement assez considérable, quoique moins prononcé
que celui des poignets. Toutefois, il existe des signes mani-
festes d'un épanchement dans l'articulation tibio-fémorale
droite.

L'auscultation de la région précordiale permet de constater
les phénomènes suivants :

Les deux claquements valvulaires, surtout le premier, sont
très-sourds, voilés. On distingue vers la base du cœur, de la
manière la plus manifeste, un frottement péricardique accompagné d'un bruit particulier qu'on a comparé au piaulement
d'un jeune poulet.

Plus de doute, il existe une complication du côté du cœur ;
c'est une endo-péricardite, compagne si commune et si souvent funeste du rhumatisme articulaire aigu généralisé. Le cas
est pressant, il n'y a pas de temps à perdre. M. Lemaire voit le
danger, il n'hésite pas : trois saignées générales et une application de ventouses sont faites dans les trente-six premières
heures. Un large vésicatoire est appliqué sur la région du cœur,
quelques pilules calmantes et des boissons diurétiques complètent le traitement ; encore quelques heures, et la malade est
sauvée ! En effet, sous l'influence de ce traitement savamment
dirigé, cette malade dont la vie était gravement compromise,
entre bientôt en convalescence ; au bout d'un mois elle quitte
le dispensaire complétement rétablie !

J'ai dit, Messieurs, que ce fait contient en lui-même un enseignement et un exemple ; il m'est facile de le démontrer :
ces lésions en apparence si légères, qu'on observe quelquefois
du côté du cœur, lorsque le rhumatisme a envahi la généralité
des articulations, ce sont elles qui vont incessamment pro-
duire la déformation des valvules de cet organe, le rétrécisse-
ment de ses orifices, et bientôt ce cortége de symptômes
effrayants, qu'on attribuait autrefois à la maladie connue sous
le nom d'*anévrisme*. Voilà pour l'enseignement ; car la décou-
verte du développement de cette lésion est encore assez ré-
cente pour n'être pas convenablement appréciée, connue même
de tous les médecins.

Quant à l'exemple à imiter, il est tout entier dans la vigueur
et l'opportunité avec lesquelles le traitement a été administré.
En effet, Messieurs, il ne s'agit point seulement, en cas pareil,
de sauver son malade, il faut encore le soustraire aux chances
du développement ultérieur de ces lésions organiques dont il
vient d'être parlé, par l'application immédiate d'une médication puissante et énergique.

C'est ce qu'a bien compris mon honoré confrère, M. le doc-

teur *Lemaire* ; c'est aussi pourquoi il lui est permis d'enregis--
trer un beau succès de plus.

Un de vos chirurgiens titulaires, M. le docteur Delcroix, m'a
communiqué le fait suivant qui témoigne et de la sollicitude et
de l'habileté chirurgicale de deux de vos chirurgiens du sixième
dispensaire, pour un malade qui tout d'abord avait été confié
à l'un d'eux.

Un homme de 59 ans avait eu, dans le cours de son existen-
tence, deux blennorrhagies de nature assez bénigne pourtant,
bien que la seconde, qui datait déjà de plus de 25 ans, ait été
suivie d'une orchite aiguë, ayant nécessité le séjour au lit pendant une vingtaine de jours ; cet homme conservait toujours un
léger suintement qui se montrait spontanément et se dissipait
de même.

Il y a cinq ou six ans, il s'aperçut d'un ralentissement mar-
qué dans l'émission des urines ; chaque jour cette difficulté
allait en augmentant. Vers le mois d'août 1850, un peu de
tuméfaction se manifesta dans la *partie* gauche du scrotum, et
peu de temps après il se produisit à la partie inférieure de cet
organe une ouverture qui laissa d'abord échapper quelques
gouttes d'urine, puis les embarras du canal augmentant, livra
presque entièrement passage à ce liquide. Le malade se traîna
dans cet état d'infirmité et de souffrance qui alla toujours en
s'aggravant jusqu'au mois de décembre de la même année. A
cette époque, il était tellement abattu et démoralisé, qu'il son-
geait sérieusement à en finir avec la vie.

M. le docteur Tessereau, qui le vit à ce moment, constata
l'existence de la fistule urinaire et la trouva compliquée d'une
tumeur énorme, occupant tout le périnée et une partie du scrotum. Après avoir tenté vainement de sonder le malade avec les.

bougies les plus fines, il pria M. le docteur Delcroix de vouloir bien lui prêter le concours de ses lumières spéciales.

Après un examen minutieux et approfondi de la part de ces deux praticiens, la tumeur périnéale, qui offrait une fluctuation évidente, fut soumise à une ponction qui donna aussitôt issue à une quantité considérable de pus mêlé d'urine. Un grand soulagement suivit cette opération qu'on dut répéter quinze jours plus tard, pour extraire une collection de pus nouvelle, mais moins abondante que la première.

Dès ce moment, l'état du malade alla chaque jour s'améliorant.

Pourtant, six semaines après l'opération il restait encore au périnée, une tumeur du volume du poing et d'une dureté considérable ; au scrotum une fistule qui livrait passage à la presque totalité de l'urine ; enfin, dans le canal de l'urètre, plusieurs rétrécissements fibreux de l'espèce la plus rebelle.

La scarification et la cautérisation, à l'aide d'instruments spéciaux, dont l'action ne porte absolument que sur les points malades sans offenser en aucune façon ceux qui les avoisinent, furent pratiquées avec habileté et persévérance. Et, j'ai hâte de le dire, ces moyens combinés avec une dilatation passagère répétée chaque jour et continuée pendant plusieurs mois, amenèrent une guérison complète de tous ces graves désordres.

La tumeur périnéale disparut entièrement, la fistule se cicatrisa, et la liberté du canal fut si bien rétablie que, aujourd'hui même, c'est-à-dire, plus d'une année après la cessation de tout traitement, le malade peut vider complétement sa vessie en quelques secondes, sans efforts et sans souffrance.

Je veux rapprocher de ce fait, le suivant, qui a été observé par M. le docteur Dequevauvillers du même dispensaire, non qu'il présente quelque analogie avec le précédent, comme cause ou comme effet, mais seulement comme siége et surtout comme résultat.

Un malade âgé de 50 ans, homme de peine à la Monnaie, descendait un petit escalier de service, portant sur ses épaules un poids considérable, lorsqu'il fit un faux pas et tomba lourdement sur le sol. Les organes génitaux furent violemment froissés dans la chute, et le malade éprouva une douleur tellement vive qu'il perdit connaissance, il fallut le transporter chez lui et le coucher. Après avoir essayé pendant quinze jours une foule de remèdes que lui conseillèrent les bonnes femmes du voisinage, il se décida à recourir aux lumières d'un chirurgien. Ses organes sexuels, considérablement tuméfiés, étaient devenus tellement pesants qu'ils déterminaient des tiraillements douloureux dans le ventre et la région lombaire. Le chirurgien consulté annonca au malade qu'il ne pouvait le guérir que par une opération. Celui-ci, croyant qu'il devait se soumettre à la suppression définitive des organes lésés, recula devant cette terrible extrémité. Après avoir pendant quelque temps encore employé les médicaments que lui conseillaient ses amis officieux, il alla trouver un de ces empiriques qui, au grand scandale des personnes éclairées, exploitent audacieusement le public, comptant sur une impunité que la loi ne leur accorde pas sans doute, mais que l'usage ne rend malheureusement que trop certaine. Ses ressources furent bientôt épuisées.

Ce trop crédule malade se trouvait donc placé entre la misère qu'il redoutait pour sa famille et pour lui et l'hôpital qu'il semblait redouter encore plus. Un de vos souscripteurs apprenant la triste position dans laquelle se trouvait ce malheureux, lui donne sa carte; il est alors inscrit au sixième dispensaire et confié aux bons soins de M. le docteur Dequevauvillers; notre collègue constate qu'il s'agit d'un hématocèle double accompagné d'inflammation chronique des deux épidydimes surtout à gauche, et annonce à son malade qu'il peut le guérir sans lui faire subir la mutilation qu'il redoutait.

A ce moment les forces de cet homme étaient épuisées par le traitement de l'empirique ; des médicaments précieux, mais d'un prix trop élevé pour un ouvrier sont d'abord administrés, et lorsque M. Dequevauvillers juge le moment opportun, il pratique, en présence de son collègue M. le docteur Bélin, une ponction sur chacun des organes en question, ponction qui donne issue à un demi-litre de sérosité rougeâtre, puis il pratique une injection iodée. Quinze jours après, la tuméfaction qui suit ordinairement cette opération a complétement disparu ; deux mois après l'opération, l'engorgement des épidydimes ne laisse plus de trace. Mais tout n'est pas terminé, le tube digestif profondément altéré par l'action des nombreux purgatifs administrés par l'empirique reprend difficilement ses fonctions, le malade a encore besoin et de médicaments et de l'intervention du médecin ; la commission administrative autorise son maintien sur les contrôles pendant un mois encore ; au bout de ce temps il sort du dispensaire ne conservant plus aucune trace de ce grave accident et parfaitement capable de pourvoir désormais à la subsistance de sa femme et de son enfant.

Je dois à l'obligeance de M. le docteur *Caron* du sixième dispensaire trois observations remarquables de fièvre typhoïde dont la marche a été enrayée au début par l'administration permanente et à doses fractionnées de l'eau de Sedlitz ; cette méthode, qui consiste à faire prendre, toutes les heures, un quart de verre d'eau de Sedlitz au malade, a amené dans ces trois cas un amendement très-prompt, bientôt suivi d'un retour complet à la santé. Je regrette que les limites de ce rapport ne me permettent pas de relater *in extenso* ces intéressantes observations.

Ce praticien expérimenté continue à obtenir de bons résultats de l'administration de l'acide chlorhydrique à l'intérieur,

associé aux préparations toniques et ferrugineuses dont il
accélère, selon lui, l'assimilation, dans le traitement des affections cachectiques de nature scrofuleuse, dans certaines
formes d'affections catarrhales des bronches et dans quelques
cas de perversions fonctionnelles du tube digestif et en particulier de l'estomac, il présente à l'appui de ses assertions
trois exemples correspondants à chacune de ces formes mor-
bides et dans lesquels il a obtenu de l'emploi de cette médication des avantages véritablement remarquables et que je
regrette, faute d'espace, de ne pouvoir vous faire apprécier
autrement que par ce simple exposé.

Pourtant, comme M. Caron appelle l'attention de ses confrères sur cette méthode, je me fais un véritable plaisir de
transcrire ici sa formule, afin qu'elle puisse être prescrite au
besoin, par les praticiens.

| | |
|---|---|
| Acide chlorhydrique | 1 gramme |
| Vin de quinquina | 100 grammes |
| Sirop | 50 grammes |

F. S. A. une mixture dont le malade prend une forte cuil-
lerée à soupe après chaque repas.

M. le docteur Belin a eu à traiter, entre autres malades, un
jeune homme de dix-neuf ans affecté d'une diathèse scrofuleuse portée au plus haut degré. Les phénomènes physiques
par lesquels se traduisait cette affection générale consistaient
en des engorgements ganglionnaires situés au-dessous de la
mâchoire inférieure et portés à un degré de développement
considérable; leur surface était parsemée d'ulcères et d'ouver-
tures fistuleuses en grand nombre; en outre, le nez, les lèvres,
les paupières avaient acquis un gonflement et une induration
des plus prononcés. Une inflammation chronique de la con-
jonctive et de la cornée entretenait un écoulement purulent

quelquefois mêlé de sang, et lorsqu'on parvenait à entr'ouvrir les paupières, on distinguait avec peine les parties constituantes de l'organe de la vision. Il va sans dire que ce pauvre malade, dont l'aspect était véritablement repoussant, avait totalement perdu la vue.

C'est dans ce triste état qu'il fut remis aux mains de M. le docteur Belin. Cet honorable praticien ne recula pas devant la grandeur de la tâche qui lui était imposée, et je le dis avec plaisir et par anticipation, un succès inespéré est venu couronner ses louables efforts, après dix-huit mois d'un traitement rationnel habilement dirigé.

Sous l'influence de ce traitement dont les ferrugineux, les amers et les iodures ont formé la base, les ulcères se sont cicatrisés, les fistules se sont taries, les ganglions se sont affaissés, l'état général du malade s'est considérablement amélioré. En outre, les instillations de teinture d'iode du Codex pratiquées tous les deux ou trois jours, et alternées avec les insufflations de calomel entre les paupières, ont apporté une amélioration considérable dans l'état de la vision. En effet, l'œil gauche voit très-distinctement et l'œil droit est en bonne voie de guérison.

Messieurs, ce long espace de temps qu'il a fallu pour modifier la constitution tout entière de cet intéressant malade, bien qu'il dépasse de beaucoup les limites de séjour au dispensaire fixées par votre règlement, témoigne assez de toute la sollicitude de vos commissaires pour les malheureux que vos médecins ont l'espoir de guérir par une prolongation de traitement. C'est là, Messieurs, permettez-moi de le dire, de la bonne et saine philantropie, car, je le demande à ceux qui sont aptes à juger de la nature rebelle de la maladie en question, à quoi aurait servi, dans ce cas particulier, un traitement de trois mois ? A bien peu de chose, à rien peut-être ! Eh bien, Messieurs, par une tolérance éclairée autant que sage, Messieurs vos commissaires du 6e dispensaire ont permis à l'un de vos médecins de rendre à la société un malheureux jeune homme de 19 ans, qui s'en croyait à tout jamais séparé.

Un autre cas fort intéressant aussi a nécessité l'intervention active du médecin accoucheur, et a fourni à M. Belin l'occasion de mettre en évidence ses connaissances spéciales.

Une jeune femme de 18 ans, enceinte pour la première fois, est confiée à ses bons soins. Au terme de la grossesse, l'accouchement se fait tout naturellement, dans un espace de temps si court qu'il ne permet pas même aux assistants de prévenir l'accoucheur en temps opportun. Une sage-femme du voisinage est appelée en toute hâte pour opérer la délivrance et mettre un terme à une hémorrhagie foudroyante qui venait de se déclarer : celle-ci, devant l'énormité du danger, hésite. M. le docteur Belin rencontré heureusement par le mari accourt et trouve une femme pâle, anéantie, sans connaissance et presque sans pouls ; ne perdant pas un seul instant, il opère la délivrance avec tous les ménagements convenables ; puis secondant cette manœuvre par l'administration du seigle ergoté, du massage et préalablement par la compression méthodique de l'aorte, il parvient à se rendre maître des accidents qui mettaient les jours de cette jeune femme en danger.

Mais là ne s'est pas borné le rôle de votre médecin.

L'utérus contracté sous l'influence de la médication pouvait retomber dans le relâchement et l'hémorrhagie reparaître ; l'état de faiblesse dans lequel était tombée l'accouchée, n'autorisait malheureusement que trop cette appréhension ! Puis, une syncope dans ces circonstances graves pouvait devenir mortelle ! M. le docteur Belin, n'écoutant alors que ses sentiments d'humanité, s'installe au chevet de sa malade et y séjourne pendant huit heures consécutives, faisant administrer sous ses yeux ou administrant lui-même les moyens de traitement propres à conjurer toute chance d'accidents ultérieurs. Bientôt, rassuré sur l'imminence du danger et sur l'issue des graves désordres que la perte considérable de sang a entraînés à sa suite, il quitte momentanément sa jeune malade qu'il continue ensuite à voir chaque jour pendant deux mois encore, au bout desquels cette pauvre ressuscitée sort du dispensaire parfaitement rétablie.

Au nombre des malades auxquels votre rapporteur a dû donner ses soins, pendant le cours de l'année dernière, se trouve une jeune fille de douze ans, chez laquelle la vie a été plusieurs fois sur le point de s'éteindre dans le cours d'une fièvre typhoïde grave, et qui n'est entrée en convalescence, qu'après deux mois d'un traitement énergique et soutenu, dont les purgatifs salins et l'usage ultérieur des toniques amers et vineux ont formé la base.

Il s'est trouvé aussi à même d'apprécier les bons effets de l'huile de foie de morue, soit pure, soit associée aux amers et aux préparations iodurées dans plusieurs cas de scrofules portées à un haut degré ; et notamment dans celui d'une jeune fille de onze ans, qui portait de chaque côté du cou une masse ganglionnaire dont le volume dépassait celui du poing, au-dessous de la mâchoire du côté gauche, et était un peu moindre du côté opposé, et chez laquelle tous ces symptômes disparurent après un traitement de 4 mois par l'huile de foie de morue et les iodures associés aux amers.

Enfin, Messieurs, votre rapporteur ne peut résister au désir de vous entretenir pendant quelques instants seulement d'une pauvre femme de 55 ans à laquelle on aurait bien donné, sans exagération, 70 ans, tant ses traits étaient altérés par suite des privations de toutes sortes qu'elle avait endurées. Lorsqu'elle reclama nos soins, elle était affectée d'un ulcère atonique envahissant les trois quarts de la cornée de l'œil gauche et menaçant par la rapidité de sa marche, de perforer promptement et de part en part toute l'épaisseur de cette membrane transparente, par conséquent, faisant courir à l'œil les plus grands dangers. Cette affection était d'autant plus grave et d'autant plus difficile à maîtriser dans son extension, qu'elle dépendait d'un état général déplorable. Ayant soumis immédiatement cette malade à l'usage des toniques ferrugineux et amers, tout en dirigeant nos moyens d'action sur l'organe menacé et compromis, nous ne tardâmes pas à voir cette ulcération enrayée dans sa marche envahissante, se combler, et être bientôt remplacée par une cicatrice solide, placée heureusement au-dessous de l'axe de la pupille, par conséquent ne gênant pas sensiblement la fonction de cet organe précieux duquel le grand Boërrhave a dit avec tant de justesse et de vérité :

*Oculus ad vitam nihil facit, ad vitam beatam nihil magis.*

Tels sont, Messieurs, les quelques faits intéressants qu'il m'a été donné de mettre sous vos yeux. Si de leur étude et de leur rapprochement il ne m'est pas permis de tirer aujourd'hui quelques inductions théoriques ou pratiques d'une certaine valeur, cela tient à ce que leur nombre en est trop restreint et leur nature trop variée.

Il n'en sera sans doute pas ainsi, l'année prochaine, si la mesure que j'ai eu l'honneur de proposer au nom de mes collègues du sixième dispensaire, dans la réunion dernière de vos délégués et adoptée par ces derniers avec faveur, est mise à exécution avec cette vigueur et cette résolution qui seules peuvent en assurer le succès.

Cette mesure, qui ne touche à aucun des rouages administratifs à l'aide desquels votre admirable institution fonctionne est fort simple ; elle consiste tout uniment à désigner, au commencement de chaque année, *plutôt qu'à la fin*, le délégué qui devra représenter chacun de vos dispensaires dans la réunion ultérieure provoquée par l'administration à l'effet de nommer le rapporteur sur le service médical annuel.

Cette désignation anticipée qui n'est, en définitive, qu'une affaire de simple convention entre vos médecins et ne dérange en aucune façon l'harmonie de votre règlement, *cette arche sainte de toute société bien organisée*, aura cet avantage qu'elle forcera, en quelque sorte, chacun de ces délégués à surveiller la pratique médico-chirurgicale de leur dispensaire respectif ; à recueillir et à réunir en faisceau les faits intéressants et les observations remarquables que cette pratique aura pu leur fournir dans le cours de l'année tout entière, et par ce moyen de mettre celui d'entre eux qui sera ultérieurement choisi comme rapporteur, à même de s'élever, par la méditation et la comparaison de ces faits à des considérations importantes au triple point de vue de l'humanité, de la science et de l'art.

Avant de terminer, Messieurs, il me reste un pieux devoir à remplir. Un de nos anciens collègues du sixième dispensaire, M. le docteur Guilbert, dont la modestie égalait le savoir, a succombé en 1849 à la suite d'une longue et douloureuse maladie.

Dans le cours de l'année précédente, sentant ses forces s'affaiblir et craignant de ne pouvoir continuer avec toute la conscience qu'il apportait dans l'accomplissement de tous ses devoirs, les fonctions qu'il remplissait au sixième dispensaire, et je dois le dire encore, mû par un scrupule honorable envers ses confrères, il crut devoir donner sa démission. Ceux-ci voulant donner à leur collègue une preuve de leur profonde estime et de leur sincère affection, l'invitèrent d'un commun accord à vouloir bien la retirer, motivant leur prière sur l'espoir qu'ils conservaient de le voir revenir bientôt parmi eux. Il n'était malheureusement que trop certain pour eux que cet espoir ne serait pas de longue durée !

M. Guilbert était fils d'un de vos anciens médecins du sixième dispensaire également, dont quelques-uns d'entre vous, sans doute, doivent avoir conservé un précieux souvenir. Ami, élève et collaborateur du célèbre *Hallé*, il fut nommé rapporteur sur le service médico-chirurgical de vos dispensaires de l'année 1817, et s'acquitta de cette honorable tâche avec une conscience et une érudition au-dessus de tout éloge.

Guilbert fils, Messieurs, était digne d'un tel père, car il se distinguait comme lui autant par les qualités de l'esprit que par celles du cœur.

En 1836 il remporta le premier prix, fondé par Corvisart : depuis, il fut nommé plusieurs fois expert dans des affaires judiciaires tant à Paris qu'à Saint-Dizier, où il était allé chercher dans ces derniers temps une santé qui lui échappait sans cesse. Médecin de vos dispensaires et de l'œuvre de la Miséricorde, il mettait à remplir ces charitables fonctions, un zèle et un dévouement qui eussent dû lui assurer de plus longs jours parmi nous. Dieu ne l'a pas voulu ! Les malheureux en le perdant, sont à jamais privés d'un cœur bon et compatissant, et vos médecins, Messieurs, d'un collègue et d'un ami qu'ils regretteront toujours.

Le Docteur COMPÉRAT.

Paris. — Imprimerie de Wittersheim, 8, rue Montmorency.

# RAPPORT

SUR LA

## PRATIQUE MÉDICO-CHIRURGICALE

ET LE MOUVEMENT DES

## DISPENSAIRES DE PARIS

pendant l'année 1851,

Présenté au nom de MM. les Médecins et Chirurgiens des Dispensaires.

### A LA SOCIÉTÉ PHILANTROPIQUE

*Dans sa Séance générale tenue le 25 avril 1852, sous la présidence*

DE M. LE DUC DE LAROCHEFOUCAULT,

### PAR M. ALFRED COMPÉRAT,

DOCTEUR EN MÉDECINE DE LA FACULTÉ DE PARIS, MÉDECIN TITULAIRE DU 6e DISPENSAIRE, MÉDECIN DE LA CRÈCHE DE LA MADELEINE, CHIRURGIEN AIDE-MAJOR DU 1er BATAILLON, ARCHIVISTE DE LA SOCIÉTÉ MÉDICO-PRATIQUE DE PARIS, MEMBRE DE LA SOCIÉTÉ MÉDICO-CHIRURGICALE, DE L'ASSOCIATION DES MÉDECINS DE PARIS, DES SOCIÉTÉS DES 1er ET 4e ARRONDISSEMENT, MEMBRE DU COMITÉ DE RÉDACTION DU JOURNAL *L'Union Médicale*, AUTEUR DE PLUSIEURS MÉMOIRES SUR LA MÉDECINE ET LA CHIRURGIE, ETC., ETC.

## PARIS

TYPOGRAPHIE DE WITTERSHEIM,

RUE MONTMORENCY. 8.

1852.